Histoire
ma Santé.

HISTOIRE

DE

MA SANTÉ,

OU

APPEL AU PUBLIC

Sur les Phénomènes que peuvent produire

LES GLAIRES

SUR NOTRE ORGANISATION.

Puisses-tu, genre humain, en voyant ma misère,
Faire vivre ou ton fils, ou ton père, ou ta mère.

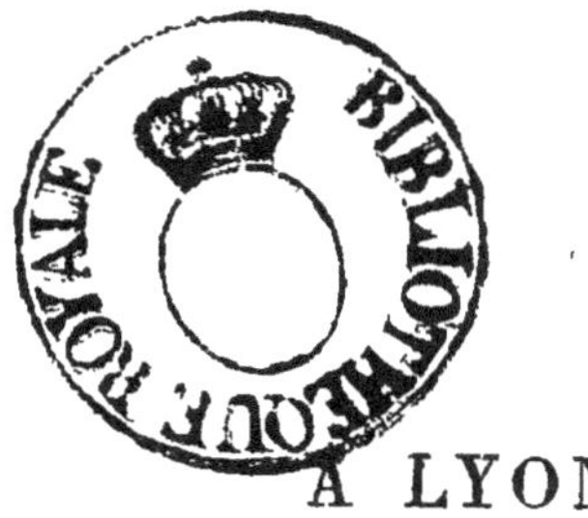

A LYON,

DE L'IMPRIMERIE DE CHARVIN,

Rue Chalamon, n° 1.

———

1831.

AVERTISSEMENT.

Il y a long-temps que je formai le dessein de publier ma misère, mais l'état moral dans lequel j'ai vécu depuis plusieurs années, m'en interdisait la faculté. Cet état est encore bien loin d'être naturel ; aussi n'ai-je d'autre but que de faire sentir combien il est important de se débarrasser des glaires, ou humeur étrangère à notre organisation.

Histoire

DE MA SANTÉ.

La santé étant ce qui fait l'homme, ce qui lui donne l'énergie, la capacité, il est donc très-important qu'il jouisse de l'état qui doit lui être naturel. C'est afin qu'il puisse parvenir à ce but, que je vais signaler à son attention un des plus graves phénomènes que la nature ait produits jusqu'à ce jour.

Si la nature produit des phénomènes visibles, elle en produit aussi de cachés. J'en suis un exemple frappant. Je puisai dans le sein de ma mère un état bien étrange : je naquis avec le genre nerveux irrité, engorgé au plus haut degré. La raison en est que je n'étais pas susceptible de l'être davantage, j'étais toujours le même, c'était l'extrême contraction où j'étais qui me donnait les forces. C'est dans cet état que je vécus jusqu'à l'âge de vingt-sept ans, vivant machinalement, vivant parce que la nature voulait que je vécusse. J'avais la force d'aller, j'allais.

Qui donc a pu produire un tel ordre de choses ? pourquoi ne suis-je pas né tel que j'aurais dû naître ? pourquoi l'état naturel ne le fut-il pas pour moi ? la raison en est bien simple : c'est que celle qui me donna l'existence ne connut pas non plus cet état naturel, qu'elle fut toute sa vie tourmentée par une quantité prodigieuse de glaires (ou humeur étrangère à notre organisation), et que, moins heureuse que moi, elle ne parvint pas à connaître la cause de ses souffrances, bien qu'elle eût recours à ceux qui font métier de nous donner la santé. Mais comment lui auraient-ils fait connaître son état puisque l'existence de cette humeur est généralement méconnue par eux, ou considérée comme incapable de nuire à la santé? Eh quoi! une humeur étrangère pourra s'accumuler dans notre corps d'une manière étonnante et ne produira sur notre être sensible, aucun désordre, aucun ravage. Le bon sens, la raison, ne sont nullement de cet avis; ils veulent, ce bon sens, cette raison, qu'elle soit considérée comme un dangereux ennemi dont on a le plus grand intérêt à éviter la présence.

Mais vit-on jamais ce qu'on eut intérêt à ne pas voir? Productrice de tant de maladies, d'infirmités, cette humeur qui nous dénature, qui fait de nous des êtres singuliers, est pour nos médecins une source de richesses. De là leur intérêt à la méconnaître, à la regarder comme insignifiante. Et faut-il donc, pour satisfaire la cupidité de quelques-uns, sacrifier le bonheur de tous? Non sans doute; un tel ordre de choses, qui n'a déjà que trop duré, ne saurait subsister plus long-temps. Que son règne soit à jamais anéanti. L'homme, qui éprouve chaque jour de nouveaux besoins, ne peut plus vivre ainsi que la brute, que l'instinct seul dirige ; il est las de souffrir, il veut absolument connaître la cause de ses souffrances afin de les prévenir ; né pour être heureux, il ne veut plus être misérable. Il veut jouir des prérogatives que la nature lui accorda ; organisé de manière à sentir, il veut sentir, il veut que sa pensée ne soit point troublée, pouvoir l'exprimer librement ; il veut avoir le libre exercice de ses mouvemens et de ses actions ; il veut que sa volonté soit pleine et entière, parce que tel est l'état de celui qui jouit de l'état naturel.

C'est donc par la jouissance de cet état que doit s'entendre la santé. Elevé par ma mère qui, comme je l'ai dit, ne le connut pas, elle ne s'aperçut pas que je n'en jouissais point. Les personnes qui la fréquentaient ne pensèrent pas non plus que je pusse être malade ; j'avais bonne mine, je mangeais, je dormais ; avec ces conditions le fut-on jamais aux yeux du vulgaire ? Et cependant je ne voyais pas, je n'entendais pas, je ne sentais pas. On se contentait de dire que j'étais sournois, et n'avais-je pas de bonnes raisons pour l'être ? que j'étais bouché, et l'on se garda bien de me déboucher. On attribuait cet état à mon caractère, et put-il jamais prendre son essor ; mes goûts, mes penchans purent-ils jamais se manifester ? le naturel n'était-il pas étouffé ? Voilà cependant comme on s'abuse journellement sur le compte des enfans ; on attribue au caractère ce qui est l'effet d'une maladie ; on dit encore, c'est une eau morte ; et si, au lieu de tenir ce langage, on le débarrassait, ou pouvait le débarrasser de l'humeur qui l'accable, cette eau morte deviendrait une eau vive.

Ce langage de l'homme, et cette foule de maux qui l'accablent prouvent assez combien il s'est peu livré à l'étude de lui-même, combien il a négligé ce qu'il aurait dû cultiver avec le plus de soin, combien il a vécu machinalement. Sa négligence ne se comprend guère : lui qui a tant à cœur ses intérêts, qui court sans cesse après le bonheur, il a parcouru tous les sentiers, toutes les routes, excepté celle qui l'y aurait infailliblement conduit. Son génie, qui, selon lui, ne saurait atteindre un plus haut dégré de perfection, ne l'a pas porté à prévenir les maux auxquels la nature l'a assujetti. Il sort enfin de ce profond sommeil, et va consacrer à cette étude ses momens de loisir, afin que désormais, jouissant de toute sa nature, il puisse, avec énergie, braver les coups de l'adversité.

On parvint cependant à m'apprendre (non sans peine) à lire, écrire, la grammaire et le calcul. Dans l'impossibilité où j'étais de me servir de cette instruction, et comme il fallait absolument faire quelque chose, bien que je ne fusse bon à rien, j'appris un état. Je me donnais beaucoup de peine et faisais peu ; quand on est bon à rien, il est impossible de faire beaucoup. Je me croyais cependant bien capable, aussi jugeai-je à propos de prendre du service, m'imaginant que je serais au moins général avant peu. Il n'en fut pas ainsi, je fus jugé comme je devais l'être, j'y passai six années, et revins avec le grade de caporal.

Me voilà donc arrivé à l'âge de vingt-sept ans, et qu'ai-je fait? à peu près rien. Eh bien! cette impossibilité où j'étais de faire, d'agir, n'éveilla pas l'attention de ceux qui m'entouraient. On trouva bien plus plaisant de me rebuter que de me rendre capable : si je ne faisais rien, c'est que je ne voulais rien faire ; je mangeais, ainsi je devais avoir la possibilité. Un tel raisonnement ne prouve-t-il pas que Boileau a dit avec raison que l'homme était le plus sot animal ?

Quant à moi à qui cet état avait été naturel, et qui par conséquent ne savais pas ce que c'était que santé, qui ne me sentais pas vivre, qui étais toujours le même et qui n'endurais pas de douleurs aigües, il fallait absolument que mon être éprouvât quelque changement pour que je pusse m'apercevoir que j'étais malade.

Qu'elles sont graves ces maladies qui, sans priver entièrement l'homme du sentiment, absorbent tellement ses facultés, qu'il ne peut juger de son état ; il vit sans s'apercevoir de son existence, il n'a de l'homme que l'apparence.

Un petit excès dans les plaisirs fut ce qui m'amena à connaître mon état. Un régime doux et nourrissant me remit bientôt ; mais je ne pus recouvrer mes forces primitives. J'en attribue la cause au régime que j'observais, ou à quelques décoctions de quinquina, ou à une grande quantité de bains froids que je pris à cette époque. Ce qu'il y a de certain, c'est que cette perte des forces, cette impossibilité où je me suis trouvé depuis de pouvoir aller, ne provint que d'une modification que reçut alors le genre nerveux, sans que pour cela la cause du mal fût altérée : la nature était sans pouvoir sur elle, la superficie de cette humeur, si je puis m'exprimer ainsi, avait trop de consistance, de solidité, il fallait absolument des remèdes pour en déterminer l'évacuation, et ce que j'avais pris n'avait eu sur elle aucun empire.

Force fut bien de m'apercevoir que j'étais malade; je ne pouvais plus aller. J'eus recours à la savante faculté. J'étais tellement habitué à vivre dans l'état où j'avais été jusqu'alors, que la première fois que je consultai un médecin, je lui dis que je n'avais jamais été malade. Enfin je m'adressai à un des docteurs en réputation de cette ville, à qui il me prit fantaisie de donner une idée de ce que j'avais été; il me fit connaître ma maladie. Après m'avoir fait quelques ordonnances qui n'eurent pour résultat que de me faire dépenser de l'argent inutilement, il me dit que ce n'était qu'en vivant que je parviendrais à me guérir; que, si j'employais les remèdes, je me mettrais au tombeau : j'en ai pris, et je ne suis pas mort.

C'est donc la nature qui doit opérer ma guérison; jusqu'ici elle ne s'en est pas occupée, mais l'art a commandé, elle va maintenant changer de manière d'agir. Eh bien, qui le croira? cette nature ose braver la décision d'un savant docteur, elle reste encore dans l'inaction.

Il y avait a peu près une année que j'étais dans cet état, lorsque le traité des glaires du docteur Guillié me tomba sous la main. Après l'avoir parcouru, cet homme m'ayant paru de bonne foi, et ayant vu que les maladies nerveuses reconnaissaient une cause humorale, je me déterminai à faire usage de son élixir. Je ne tardai pas à me convaincre qu'il avait raison, car aussitôt que j'en eus pris, je crachai et mouchai beaucoup. J'en pris six petites bouteilles dans l'espace de trois mois. M'étant aperçu que les deux dernières étaient de la fabrication de celui qui en avait le dépôt, je m'en tins aux pilules Méglin, qui me furent conseillées, ayant rencontré en elles la propriété d'évacuer. J'en fis usage tant que la nature me permit d'en prendre, c'est-à-dire pendant neuf mois, me reposant de temps en temps. Les bains tièdes, les saignées, me furent aussi nécessaires. Il n'est guère possible de se faire une idée de la quantité d'humeur que je perdis pendant le cours de cette année et de celle qui lui succéda. Tous les matins au réveil, je crachais pendant une bonne demi-heure, après les repas j'en perdais encore beaucoup. La nature depuis me débarrassa constamment, mais elle le fit avec bien moins d'activité. Au fur et à mesure que mon être fut débarrassé de cette humeur, je devins plus faible, et tombai dans un état de langueur bien terrible. En pouvait-il être autrement ? n'était-ce pas me recréer que me donner la santé ? sept années se sont écoulées depuis que j'entrepris de jouir de ce premier des biens, et je suis encore bien éloigné de le posséder.

Qui ne comprendra la nécessité de prévenir d'aussi graves désordres, de se tenir en garde contre une humeur qui produit de tels phènomènes ? méconnaître son existence, ou la considérer comme ne pouvant nuire, n'est-ce pas dire ouvertement, je ne veux pas voir la lumière, elle m'importune, elle me fatigue ?

C'est principalement la femme qui, destinée à reproduire le genre humain, doit exercer sur elle la surveillance la plus active et se demander constamment si elle n'est pas affectée de cette humeur, si elle jouit bien de l'état naturel. Son bonheur en dépend, celui de ses enfans. C'est, je crois, un motif assez puissant, pour qu'elle n'y apporte point de négligence. Qu'elle se persuade bien que cette négligence pourrait rendre victime, celui qui lui devra l'existence, de quelques maladies secrètes ; car si cette humeur produisit sur mon être un aussi grave phénomène, n'est-il pas raisonnable de penser qu'elle en puisse produire une infinité d'autres ? Pour avoir un produit parfait, il faut que le moule qui doit servir à sa production soit exempt de défauts ; s'il en est affecté, il ne produira qu'un objet difforme.

SYMPTÔMES INDIQUÉS PAR LE DOCTEUR GUILLIÉ, COMME ANNONÇANT LA PRÉSENCE DES GLAIRES.

L'expectoration (1) de matières aqueuses (2), claires et filtrantes, la sécheresse et l'aridité de la peau, les fréquentes éructations (3), la pâleur des lèvres, l'enrouement, l'oppression, les hoquets, la sputation (4) de matières visqueuses (5), les borborismes (6) qui occasionnent des soulèvemens d'estomac, la salivation, la longueur et la difficulté des digestions, presque toujours suivies d'un sentiment de pesanteur à la région cordiale, les douleurs articulaires, les pertes blanches chez les femmes.

Et l'ennui, le terrible ennui éprouvé par habitude et sans cause légitime, l'insouciance, l'incapacité, ne doivent-ils pas aussi servir d'indices? L'homme envers qui la nature se montra le plus avare de ses dons, de ses faveurs, s'il jouit de l'état naturel, n'a-t-il pas un goût, un penchant quelconque, n'est-il pas bon à quelque chose, ne fût-ce qu'à balayer les rues?

---

(1) Action de rejeter les humeurs qui irritent le poumon ou la trachée-artère.

(2) Qui contiennent de l'eau.

(3) Eruption des rots.

(4) Action de cracher.

(5) Gluantes, tenaces.

(6) Flatuosités des intestins accompagnées de bruit.

Qu'on se persuade bien que cet état naturel est un pour tous, et que, si tous n'en jouissent pas, il faut en chercher la cause dans les désordres de la nature et dans l'ignorance où nous vivons de celle qui les produit. Et ce n'est qu'en s'étudiant, qu'en se demandant sans cesse si l'on jouit de cet état naturel, que l'on parviendra à éviter les maladies et les infirmités.

Mais, sans avoir recours à ces remèdes préparés par l'art, qu'on nous fait payer si cher, ne trouverons-nous pas dans la nature de quoi nous débarrasser de cette humeur? Il est, sans contredit, une infinité de plantes auxquelles on a reconnu cette propriété. Les feuilles du baguenaudier (1) m'ont paru, sous tous les rapports, devoir mériter la préférence. Et si ce simple remède ne peut être mis en parallèle avec ceux que l'art nous fournit, du moins a-t-il le grand avantage d'être à la portée de tous. Le pauvre a plus besoin de santé que le riche : or, ce n'est pas rendre service à l'humanité que de lui offrir des remèdes qu'elle ne peut acheter.

Qu'on ne se flatte pas de faire disparaître en un instant ce que le temps seul peut détruire. Que mon exemple apprenne que cette humeur peut s'ac-

---

(1) Feuilles desséchées, depuis deux drachmes (*) jusqu'à une once et demie, en macération (**) au bain-marie avec six onces d'eau. (Pharmacopée de Vitet.)

(*) Quart d'once.
(**) Séjour d'une substance dans un liquide.

cumuler prodigieusement dans notre corps, sans pour cela compromettre l'existence; et vouloir s'en débarrasser promptement, serait être téméraire. Mais on persistera à expulser cet agent de destruction, tant qu'on demeurera convaincu de sa présence; on aidera la nature tant que la nature permettra d'être aidée, parce que l'on sent bien qu'une humeur qui ne fait pas partie de notre organisation doit nécessairement y produire les plus grands désordres.

C'est alors que, parvenus à vous délivrer de cet ennemi de votre repos, de votre bonheur, vous jouirez du fruit de votre persévérance. Vous ne serez plus en proie à des tourmens continuels, des sentimens pénibles ne viendront plus occuper votre pensée, vous pourrez vous livrer paisiblement aux douces affections de votre ame, céder à l'impulsion de votre cœur. L'esprit sera tranquille, le cœur sera content. Vous commanderez en souverain à vos moindres actions, vous pourrez parcourir librement la carrière pour laquelle le destin vous appela; en un mot, vous serez ce que vous devez être.

Voilà ce que j'avais à dire, voilà ce que je devais dire; et puisse cet exemple, éveillant l'attention de l'homme sur ses plus chers intérêts, assurer à la postérité un avenir plus heureux!